MÉMOIRE

SUR

UNE MALADIE PARTICULIÈRE

DES GENOUX

Paris — Imprimerie de L. Martinet, rue Mignon, 2.

MÉMOIRE

SUR

UNE MALADIE PARTICULIÈRE

DES GENOUX

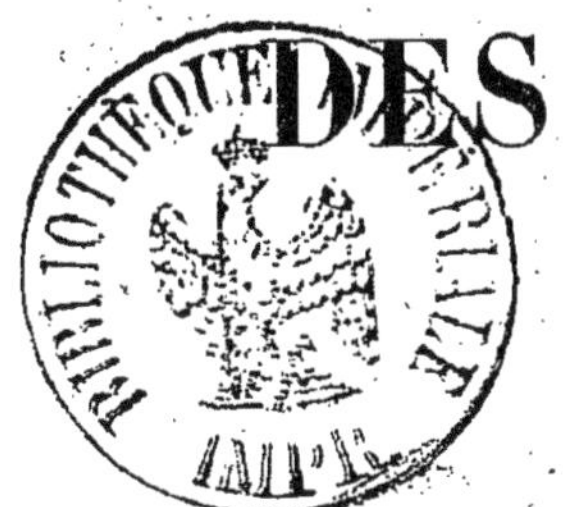

PAR

M. REGNAULT

Lauréat de l'Académie impériale de médecine;
Membre de la Société d'hydrologie, médecin-inspecteur des eaux thermales
de
BOURBON-L'ARCHAMBAULT
(ALLIER)

PARIS

GERMER BAILLIÈRE, LIBRAIRE-ÉDITEUR
RUE DE L'ÉCOLE-DE-MÉDECINE, 17
1861

MÉMOIRE

SUR

UNE MALADIE PARTICULIÈRE

DES GENOUX

L'hydrologie ne doit pas seulement avoir pour but de préciser quelles sont les eaux minérales qui s'appliquent plus spécialement à une maladie donnée ; elle doit encore signaler les maladies qui sont du domaine exclusif de la thérapeutique thermale, c'est-à-dire dont la guérison ne peut s'opérer sans recourir à l'usage des eaux. Si une pareille nomenclature pouvait être établie, elle éviterait au médecin bien des tâtonnements infructueux, et aux malades bien des délais, des illusions et des souffrances.

C'est pour faire un pas dans cette voie que je viens signaler à l'attention des praticiens un genre de maladie des genoux contre lequel il m'a paru que les ressources de la thérapeutique ordinaire étaient insuffisantes, et dans le traitement de laquelle les erreurs et les délais étaient de nature à entraîner les plus funestes conséquences. A défaut d'une dénomination consacrée, je l'appellerai volontiers *arthrite hystérique*. On l'observe surtout chez les jeunes filles de douze à quinze ans, c'est-à-dire à l'époque où l'utérus commence à entrer dans la période active de ses fonctions, et à exercer sur l'organisme cette influence profonde qui joue un si grand rôle dans la vie affective et sensitive de la femme.

C'est à ce moment si important où l'hygiène fait une loi rigoureuse de seconder l'effort de la nature, que les exigences d'une éducation malentendue viennent lutter contre l'essor de l'organe qui tend à conquérir sa part de légitime influence, et surexcitent exclusivement l'antagonisme du cerveau, en lui offrant pour aliments soit les curiosités de la science, soit les émotions de la musique, soit les aspirations de la vie dévote. Ainsi, dans le système d'éducation actuelle, la vie des jeunes filles est complétement absorbée par les études littéraires, historiques, et par les pratiques religieuses ; et le temps, déjà si restreint, qui leur est accordé pour se livrer aux exercices corporels est généralement employé aux études musicales, quel que soit le peu d'aptitude du sujet. Peu ou point de promenades, ni d'exercices gymnastiques, ni de natation, ni d'équitation, qui, à ce moment critique de la vie, devraient faire la base d'une éducation bien entendue. De là, le refoulement de l'expansion utérine, qui réagit à la fois sur la sensibilité et sur les fonctions de la vie organique, et dont la dysménorrhée est la première expression, comme l'hystérie en est la dernière.

Tel est le côté regrettable de l'éducation suivie dans les établissements spéciaux, et surtout dans les maisons religieuses, où généralement la règle est plus sévère que dans les maisons laïques. Aussi est-ce là qu'on observe en plus grand nombre les exemples de la maladie que je signale.

Est-ce à dire qu'elle ne se rencontre que dans les maisons d'éducation? Non, certes; on l'observe partout où existent les mêmes conditions d'études sédentaires et de surexcitation intellectuelle, dans la réclusion du cloître comme dans la vie du monde, c'est-à-dire là où les veilles prolongées et la recherche de jouissances toujours nouvelles produisent les mêmes effets que l'ascétisme ou les mortifications de la chair.

On la trouve même chez les femmes mariées, comme on le verra par les observations ci-jointes, lorsque certaines conditions pathologiques de l'appareil utérin mettent obstacle à la conception ou à la gestation.

Enfin, elle est causée aussi par la crise finale de la ménopause, lorsqu'il s'y joint certaines conditions morales propres à développer l'hystérie.

En voyant la fréquence relativement plus grande de l'arthrite hystérique dans les maisons religieuses, soit chez les élèves, soit chez les religieuses elles-mêmes, je me suis demandé si les longues stations à genoux n'étaient pas une des causes prochaines de cette maladie; mais je me suis assuré que les élèves, au moins, ne restaient pas à genoux plus longtemps que dans les habitudes ordinaires de la vie. Si cette attitude était en effet de nature à influer sur la production de l'arthrite hystérique, pourquoi ne l'observerait-on pas dans les séminaires, où la station sur les genoux est plus répétée et plus prolongée que dans les pensionnats de demoiselles?

Sous le rapport de l'âge, l'arthrite hystérique se rencontre dans la proportion

De six dixièmes . . . de 12 à 16 ans,
De deux dixièmes . . de 20 à 25 ans,
De deux dixièmes . . de 32 à 48 ans.

Au delà, nous ne l'avons jamais observée, car alors l'influence principale sous laquelle elle se développe, a cessé d'exister.

En résumé, la contention d'esprit au moment de la puberté, la continence forcée, le veuvage, etc., tout ce qui contrarie dans la jeunesse l'évolution de l'organe utérin, ou qui s'oppose plus tard à l'accomplissement de ses fonctions physiologiques, sont les causes de l'arthrite hystérique.

Elle affecte particulièrement les sujets à tempérament lymphatico-nerveux ou bilieux, parmi lesquels dominent le teint pâle et les cheveux noirs.

Marche et symptômes. — Le mal débute ordinairement, non pas même par un sentiment de faiblesse, mais par une flexion brusque et involontaire d'un genou, soit en marchant, soit le plus souvent en montant un escalier, flexion qui entraîne la chute du corps en avant. Cet accident n'appelle l'attention que lorsqu'il s'est répété plusieurs fois à des intervalles plus ou moins éloignés, de six à huit jours par exemple. Alors il devient plus fréquent et ne tarde pas à être suivi de l'impossibilité de marcher et de se tenir debout, mais sans douleur, et, dès ce moment seulement, avec un sentiment de faiblesse extrême, limité à l'articulation malade, ce qui fait que, chez les jeunes sujets, on attribue le mal à une croissance exagérée.

La douleur ne se produit pas spontanément, ni même dans les mouvements de flexion et d'extension exécutés lentement; mais il suffit, pour la provoquer, d'un mouvement brusque et surtout de la plus légère pression, à plus forte raison, d'une pression un peu marquée, comme celle que nécessite l'examen méthodique de l'articulation malade.

Il en est de même du gonflement, de la chaleur et de la rougeur. Ces phénomènes sont peu appréciables à l'état de repos absolu; ils ne se manifestent que sous l'influence de la marche ou de la station debout, et mieux encore de frictions et de pressions, même les plus modérées. Ils sont d'ailleurs de peu de durée; un repos de quelques heures suffit pour les faire disparaître.

Enfin, il est rare de rencontrer le craquement et la crépitation qui accompagnent toujours l'arthrite rhumatismale.

Parmi les symptômes généraux, le plus constant est le froid aux pieds. Il est si intense et si persistant qu'il résiste aux applications de bouilloires et de moutarde; malgré les couvertures et les édredons, la malade s'éveille le matin avec les pieds aussi froids qu'elle les avait en se couchant.

Ordinairement l'apyrexie est complète. La fièvre ne survient que sous l'influence de l'irritation provoquée par certains moyens thérapeutiques, vésicatoires, frictions éruptives, etc.; mais on observe fréquemment des troubles circulatoires comme dans la chlorose, palpitations, alternatives de pâleur et de rougeur de la face, etc.

L'estomac est le siége des désordres les plus variés; ballonnement et sensibilité à l'épigastre, quelquefois excessive : tiraillements, éructations, goûts bizarres, appétit capricieux ; mais le phénomène le plus constant est une anorexie opiniâtre et une répulsion invincible pour les boissons chaudes : de là, pour ceux qui attribuent à l'arthrite hystérique une nature rhumatismale, l'impossibilité de provoquer la sueur par des boissons diaphorétiques.

L'ingestion de la plus légère quantité d'aliments produit une sensation de plénitude, d'étouffement, et provoque des spasmes suivis parfois de vomissements. A défaut d'aliments ingérés, l'estomac rejette des glaires et des mucosités.

Quand ces accidents sont intenses et prolongés, le mal du genou s'efface pour reparaître à son tour lorsque la gastralgie diminue.

La gastralgie n'est pas un des symptômes obligés de l'arthrite hystérique qui peut exister sans elle : au contraire, la constipation en est la compagne inséparable ; les moyens les plus efficaces pour y remédier, dans les conditions ordinaires, sont ici impuissants à la combattre, car les laxatifs sont très difficilement supportés par l'estomac. Les douches ascendantes sont le seul moyen de rétablir l'importante fonction du gros intestin.

La peau n'offre en apparence rien de particulier, mais il est hors de doute que l'absorption y soit très active. Les vésicatoires, même de dimension ordinaire, provoquent plus promptement que dans l'état normal la cystite cantharidienne, et les frictions mercurielles la stomatite spéciale.

C'est sans doute cette susceptibilité marquée de la peau qui rend les malades si impressionnables à l'action du froid. C'est à elle aussi qu'on doit rapporter la fréquence des érysipèles de la face pendant le cours de l'arthrite hystérique.

Quelquefois l'érysipèle, n'apparaissant qu'après l'application de vésicatoires ou de frictions irritantes sur le genou, peut laisser des doutes sur sa nature, et être attribué à l'action même des cantharides ou de la térébenthine ; mais, dans beaucoup de cas, il est évident que l'érysipèle, ainsi que l'*herpes labialis*, se rattache à l'éréthisme menstruel, comme je l'ai observé chez une jeune fille de quinze ans, élève d'un pensionnat laïque, très brune, à peau épaisse et luisante, à grosses lèvres, offrant tous les signes de la constitution scrofuleuse, ce qui induisait bien légitimement en erreur sur la nature de l'arthrite des genoux dont elle était atteinte. Pendant un an, le 6 de chaque mois, elle s'éveilla le matin avec un érysipèle de la face, prélude de l'apparition des règles. Cette singulière disposition, qui, ainsi que l'arthrite, avait résisté à la thérapeutique la plus variée, ne céda qu'à une médication thermale subie deux fois dans le même été.

Les indications fournies par l'appareil utérin varient beaucoup selon l'âge et l'état de mariage ou de célibat des sujets.

Souvent on voit l'arthrite hystérique apparaître chez

des jeunes filles réglées ; mais alors elle est le signe précurseur de la dysménorrhée qui va survenir ; de même que chez celles qui n'ont pas encore été réglées, elle présage les troubles qui vont accompagner la menstruation ; chez d'autres enfin, elle ne survient qu'après la dysménorrhée ou la ménorrhagie. Dans tous les cas, l'époque menstruelle provoque toujours une recrudescence de la sensibilité du genou, comme on l'observe dans les tumeurs blanches de cette articulation.

Chez les religieuses de vingt à vingt-cinq ans, j'ai trouvé plusieurs fois la ménorrhagie alternant avec une leucorrhée abondante, douleurs de reins, vive gastralgie et autres signes d'une vive irritation du col utérin.

Chez les femmes mariées on rencontre également la leucorrhée, soit avec la dysménorrhée, soit avec la ménorrhagie, coïncidant toujours avec le regret profond de n'avoir pas d'enfants, ou avec le chagrin plus incurable encore d'avoir contracté une union forcée ou mal assortie. Chez les femmes veuves, elle est le résultat du trouble que produit brusquement la continence forcée dans les fonctions de l'utérus.

En résumé, les signes généraux de l'arthrite hystérique sont ceux de l'hystérie elle-même. C'est pourquoi, au début, lorsqu'une médication malencontreuse n'est pas venue localiser une maladie qui n'était primitivement que symptomatique, il n'est pas toujours besoin de recourir à une médication locale.

Marche. — L'arthrite hystérique débute le plus ordinairement par un seul genou ; mais lorsqu'elle persiste longtemps, elle finit par envahir l'autre. Quelquefois aussi elle passe alternativement de l'un à l'autre.

Pourquoi les genoux sont-ils le siége de l'arthrite hystérique? C'est ce que je ne saurais expliquer, si ce n'est par la sympathie morbide qui semble exister entre les organes de la génération et les genoux, comme l'indiquent les arthrites blennorrhagiques et puerpérales.

Abandonnée à elle-même, l'arthrite hystérique suit la marche des causes qui l'ont produite. Si les conditions hystériques de dysménorrhée, de surexcitation intellectuelle ou morale sont promptement modifiées par un changement de vie et d'habitudes : si, par exemple, l'élève du pensionnat est rendue à sa famille, qu'elle y trouve le repos d'esprit, les distractions de son âge et un régime plus approprié à ses goûts ; si, d'autre part, on ne veut pas voir dans le genou malade autre chose que ce qu'il y a, la marche du mal peut être enrayée, et la guérison se produire assez rapidement. Dans des conditions opposées, c'est-à-dire propres à entretenir les causes premières de la maladie, alors la sensibilité s'exaspère d'autant plus qu'on fait plus d'efforts pour la combattre localement ; et la maladie peut se prolonger des années entières jusqu'à ce que la médication thermale, invoquée comme dernière ressource, vienne triompher à la fois de la cause et de l'effet.

Ainsi, tandis que, dans plusieurs cas, consulté au début du mal par des parents effrayés de la perspective d'une tumeur blanche, nous avons vu le mal céder promptement au simple retour de l'enfant dans le sein de sa famille, nous avons pu, au contraire, constater la persistance de l'arthrite, ou ses récidives pendant dix ans, comme la personne qui fait le sujet de l'observation X, comme aussi chez quelques religieuses cloîtrées, victimes de leur serment et des règles austères de leur maison. Dans ces cas, on conçoit que, par l'effet du repos forcé et de la gastralgie, les forces s'épuisent, l'anémie transforme le tempérament primitif, et fasse dégénérer en tumeur blanche et en ankylose ce qui n'était d'abord que l'expression d'une maladie essentiellement nerveuse.

Diagnostic. — Les états pathologiques avec lesquels l'arthrite hystérique peut être confondue, sont la gonalgie, le rhumatisme, la tumeur blanche. Nous omettons à dessein l'arthrite blennorrhagique et l'arthrite puerpérale, avec lesquelles n'ont pas affaire les personnes atteintes d'arthrite hystérique.

1° La névralgie limitée au genou est très rare. Le plus souvent elle s'y manifeste par continuité de la névralgie sciatique ; ou bien elle est provoquée par l'impression vive du froid, comme on le remarque chez les cavaliers, qui ont plus de peine à préserver ces articulations que les autres parties du corps contre la pluie et contre l'action du vent. Dans cette névralgie, l'obstacle à la marche et à la station est une douleur très vive. Les frictions et les pressions sont un moyen efficace de soulagement, tandis qu'elles exaspèrent l'arthrite hystérique. Enfin elle a une durée très limitée, car elle est très accessible aux moyens de la thérapeutique ordinaire.

Ainsi l'origine de la gonalgie, ses symptômes propres, sa marche et son traitement, la différencient tellement de l'arthrite hystérique qu'il est impossible de les confondre.

2° Le rhumatisme articulaire aigu ne diffère pas moins de l'arthrite hystérique que la gonalgie. Frissons au début, fièvre, gonflement, rénitence, et surtout douleurs très vives, exaspérées par la moindre tentation de flexion, mobilité du mal et durée d'environ trois septénaires.

Quant au rhumatisme chronique, outre qu'on ne le rencontre guère à l'âge où l'arthrite hystérique est le plus fréquente, il en diffère par la roideur articulaire, par la crépitation, par la persistance du gonflement, par les inégalités de la région tuméfiée et par la lenteur de sa terminaison.

3° Chez beaucoup de sujets, offrant d'ailleurs tous les signes de la constitution scrofuleuse, l'arthrite hystérique fait naturellement naître l'idée de la tumeur blanche. Et c'est bien le cas de ne pas craindre de dire que si en effet l'arthrite hystérique a dégénéré quelquefois en tumeur blanche superficielle, la faute doit en être imputée à la médication aveugle et opiniâtre par laquelle on l'a combattue. Mais il est remarquable que, même dans ce genre de terminaison, l'altération des tissus n'a jamais envahi la cavité articulaire, et que les lésions et les dégénérescences sont limitées aux téguments, aux ganglions, au périoste.

La tumeur blanche au début diffère notoirement de l'arthrite hystérique par la persistance et la fixité du gonflement et de la douleur, par la flexion permanente du membre et l'impossibilité de l'extension complète, par les progrès incessants du mal, et enfin parce que la tumeur blanche n'affecte qu'un seul genou, tandis que l'arthrite hystérique se porte le plus souvent sur les deux.

J'ajouterai, en finissant, que dans le cas qui fait le sujet de l'observation V, j'ai dû me demander, avec mon excellent confrère M. Caillat, si nous n'avions pas affaire à une paraplégie débutante, d'autant plus que les paraplégies hystériques ne sont pas rares aux eaux de Bourbon-l'Archambault; mais l'absence de crampes, de fourmillements plantaires et de douleur éveillée par la pression dans un point du rachis, nous fit rejeter cette idée.

Pronostic et terminaison. — Beaucoup plus fréquente de douze à quinze ans qu'à tout autre âge, l'arthrite hystérique aurait une terminaison promptement favorable, si sa nature n'était pas méconnue. Quel que soit même l'état de gravité où elle soit parvenue par l'effet d'un traitement contraire, quelle que soit son ancienneté, je l'ai toujours vue se terminer favorablement par l'intervention de la médication thermale; aussi ne saurais-je trop répéter que sa gravité et sa longue durée ne peuvent être attribuées qu'aux erreurs du traitement, basé lui-même sur l'erreur du diagnostic. Je dois néanmoins faire toute réserve à l'égard de l'arthrite hystérique, qui est le résultat de certaines conditions hygiéniques ou morbides, impossibles à modifier. Tel est le cas des religieuses cloîtrées et des femmes dont la stérilité dépend d'une lésion organique des ovaires ou de l'utérus lui-même.

Traitement. — Le traitement de l'arthrite hystérique doit varier selon que la maladie est soupçonnée ou qu'elle est confirmée. Dès le début, lorsqu'il n'y a encore que faiblesse de l'articulation, dans des conditions de surexcitation intellectuelle sans signes de dysménorrhée, il faut rompre les habitudes de la jeune fille, la retirer de son pensionnat, la soustraire à ses études littéraires et musicales, lui faire faire de l'exercice à pied, à cheval ou en voiture, selon ses forces, lui procurer des distractions, et la soumettre à une alimentation variée, propre à soutenir ou à provoquer l'appétit.

Depuis que l'expérience m'a révélé la nature et la marche de l'arthrite hystérique, j'ai eu mainte occasion, et tout récemment encore, d'appliquer cette prophylaxie avec un succès complet.

Lorsque la maladie est confirmée, il ne reste de traitement efficace que la médication thermale.

Je ne saurais énumérer tous les agents thérapeutiques que j'ai vu appliquer sans succès aux nombreux sujets qui ont été soumis à mon observation depuis vingt ans : sangsues, cataplasmes, bains de vapeur ; frictions opiacées ou belladonées ; vésicatoires, cautères, cautérisation transcurrente ; frictions mercurielles ou iodées ; compression et appareils orthopédiques destinés à suppléer à la force et à l'élasticité qui manquent à l'articulation ; à l'intérieur, huile de foie de morue, iodure de potassium, amers.

Cette thérapeutique si variée compte-t-elle quelques succès en dehors des malades que j'ai observées ? C'est ce que je ne saurais dire, n'ayant eu affaire, sans aucun doute, qu'à celles chez lesquelles elles n'avaient pas réussi ; mais il me sera permis d'en douter ; car, si l'on veut bien admettre avec moi la nature hystérique de la maladie, on admettra aussi que ce qui débilite au lieu de tonifier, que ce qui remplace par un repos forcé l'exercice et le grand air, que ce qui ajoute une épine à celle qui est fixée au genou, ne peut qu'aggraver l'état général qui réagira à son tour d'une manière fâcheuse sur la maladie des genoux.

En résumé, ce que j'ose affirmer, et qui sera facilement compris, en se plaçant à mon point de vue, c'est que la médication irritante et révulsive doit avoir de déplorables effets, surtout chez les sujets prédisposés à la scrofule, à la chlorose, et qui sont doués de l'excessive sensibilité qui caractérise les hystériques, à quelque degré qu'ils soient. Je répéterai, comme preuve à l'appui, ce que j'ai dit de l'exquise absorption de la peau et de la rapidité avec laquelle se produisent, sous l'influence des agents correspondants, le narcotisme, les vomissements, la cystite cantharidienne et la stomatite mercurielle. Aussi se rendra-t-on facilement compte des altérations que doit provoquer dans les tissus du genou l'application obstinée des excitants et des exutoires. Autant ces moyens peuvent être efficaces à combattre la tumeur blanche confirmée, autant ils sont propres à la provoquer dans l'articulation affectée simplement d'arthrite hystérique. C'est pourquoi on rencontre tant de tumeurs blanches superficielles, qui n'étaient au début que de simples arthrites hystériques, et qui heureusement ont conservé de leur première origine le privilége de céder facilement à la médication thermale.

Une fois admise la nécessité de l'intervention des eaux, à quelles sources donnera-t-on la préférence? Sera-ce aux eaux sulfureuses, aux bains de mer, aux eaux chlorurées sodiques? C'est aux médecins placés auprès de ces différentes eaux à répondre à la question en apportant le résultat de leur expérience. Pour moi, j'ai vu deux cas dans lesquels les eaux de Baréges avaient échoué, et cinq cas qu'on me disait s'être aggravés sous l'influence des bains de mer.

Relativement aux eaux de Baréges, on conçoit que l'irritabilité d'un sujet déjà hystérique ou disposé à le devenir, soit exaltée plutôt que modérée par la vive excitation que produit la médication sulfureuse; mais je me rends moins compte du mauvais effet de l'eau marine, si ce n'est parce qu'on en aura fait usage sans méthode et sans discernement; ou, mieux encore, parce qu'on n'aura pas surveillé les réactions sur des sujets disposés aux congestions et très impressionnables à l'action brusque du froid. Une des cinq personnes dont je parle avait rapporté de la mer une toux spasmodique et stridente, qui persista tout l'hiver suivant, sans que les autres symptômes eussent été d'ailleurs modifiés avantageusement. Chez les autres, il était survenu une rigidité et un gonflement permanent dans le genou. Mais aurais-je donc eu occasion de voir ces malades, si elles avaient été guéries par le traitement marin, comme ont pu l'être beaucoup d'autres? Non, sans doute. Aussi ne veux-je rien conclure de ces faits contre la médication marine. Ajoutons enfin qu'il s'agit de l'Océan, où l'air est vif, dont le contact est froid. Or, un symptôme remarquable chez ces malades, c'est l'horreur du froid sous toutes les formes, et leur avidité pour les bains chauds et pour le soleil ; d'où j'induirais volontiers que les bains de la Méditerranée seraient beaucoup mieux supportés que ceux de l'Océan.

Mais je proclame bien haut que les eaux de Bourbon-l'Archambault, que l'on peut porter du chaud au froid par des transitions insensibles, qui peuvent être dirigées directement sur l'utérus, sur le gros intestin, sur les genoux, avec tous les ménagements que comporte la susceptibilité propre de chaque malade, et au moyen desquelles on peut à volonté provoquer, graduer ou éviter les réactions ; que les eaux de Bourbon-l'Archambault ont été d'une efficacité constante, même dans les cas les plus graves et les plus compliqués de l'arthrite hystérique, et qu'on est en droit d'attendre le même résultat des sources de composition identique. Seulement il est juste d'ajouter qu'à Bourbon-l'Archambault une part de ces résultats doit être attribuée au rôle que jouent les sources ferrugineuses de Jonas et de Saint-Pardoux. Leur élément ferrique est doué d'une action toute spéciale contre la chlorose et la dyspepsie ; et l'eau de Jonas, ferro-magnésienne, est éminemment propre à triompher de la constipation si constante et si rebelle qui accompagne toujours l'arthrite hystérique.

Voici quelques observations qui offrent des cas d'arthrite hystérique à différents âges, à différents degrés de complication et dans différentes conditions sociales.

Observation I.

Mademoiselle P..., âgée de quinze ans, de taille moyenne et bien prise, a le teint mat, les cheveux noirs, la vivacité et la physionomie expressive des femmes du Midi. Elle est élevée dans une célèbre pension religieuse de province. Elle a toujours joui d'une santé parfaite jusqu'à treize ans. La menstruation s'est établie alors sans prélude et sans accidents, mais elle s'est arrêtée après quelques mois, pour reparaître ensuite irrégulièrement.

A cette époque, son esprit se porta avec prédilection vers les idées religieuses ; en outre, mademoiselle P... se livrait avec ardeur aux travaux de sa classe, où elle était excitée par une vive émulation. Elle y joignait l'étude du dessin et de la musique, pour laquelle elle est heureusement douée, en sorte que tous ses instants étaient absorbés par des travaux intellectuels et sédentaires.

Alors survinrent le froid aux pieds, les maux de tête, la dysménorrhée. En même temps les genoux s'affaiblirent ; le genou gauche devint enflé et douloureux au moindre exercice ; bien que les autres articulations fussent intactes, on diagnostiqua un rhumatisme subaigu : on prescrivit le repos absolu du membre, les cataplasmes, l'huile de foie de morue, puis les vésicatoires. Ce fut en vain. Alors la supérieure, craignant une tumeur blanche, rendit l'enfant à ses parents.

Le changement d'air et de région, le repos complet de l'esprit, la distraction des idées religieuses, eurent la plus heureuse influence sur l'état général de la jeune fille ; mais la persistance du gonflement du genou détermina la mère à conduire sa fille à Bourbon-l'Archambault.

De prime abord, les eaux administrées en bains, douches sous-marines et en boisson, provoquèrent une réaction fébrile assez prononcée, sans qu'aucune autre articulation fût envahie, ce qui, au besoin, eût exclu toute idée de rhumatisme. Un purgatif fit justice de cet accident ; et, après seize jours de traitement, mademoiselle P... put marcher sans claudication apparente. Quelques jours après, elle se hasarda à danser sans retour de la moindre douleur.

A la rentrée des classes, elle retourna au couvent, et reprit ses études avec d'autant plus d'ardeur qu'il s'agissait, disait-on, de réparer le temps perdu. Mais trois mois après, le genou s'affaiblit et se gonfla de nouveau. Aussi s'empressa-t-on, dès l'ouverture de la saison thermale, de ramener mademoiselle P... à Bourbon. Dix jours de traitement firent cesser toute apparence de récidive. La menstruation s'était régularisée sous tous les rapports. Mademoiselle P... fut retirée définitivement de pension, et sa santé ne s'est jamais démentie.

Observation II.

Mademoiselle C. de F..., d'une bonne constitution, de tempérament mixte, blonde, peau fine, est élévée dans une maison religieuse. Elle se fait remarquer par son intelligence et son ardeur au travail. Elle fut réglée avant quinze ans ; mais à cette date, en prévision de sa prochaine sortie de la pension, elle redouble d'application dans ses études littéraires. La musique absorbe ses autres instants. Il naît en même temps chez elle de profondes aspirations vers la vie religieuse. Alors les règles se dérangent : il se manifeste quelques légers symptômes chlorotiques, mais surtout une grande faiblesse dans le genou droit, léger gonflement et une douleur vive au moindre contact, persistant dix ou douze heures après ; le membre est dans l'extension complète.

Application de sangsues sur le genou, suivie immédiatement de vive gastralgie et d'anorexie complète : toute tentative pour en triompher provoque de violents maux de tête et des vomissements. Sangsues à l'épigastre, suivies d'aphonie complète et rebelle aux moyens méthodiques, dont la persistance coïncide avec une amélioration prononcée de l'état du genou. Des essais de progression y ramènent le gonflement et la sensibilité : alors l'aphonie et l'anorexie disparaissent. D'autres fois la diarrhée succède à la constipation et aussitôt un mieux sensible se manifeste dans le genou. Plus de doute : on a affaire à un rhumatisme ambulant.

Vésicatoires réitérés sur le genou, suivis de l'apparition d'une érysipèle qui se développe malgré l'emploi des moyens les plus rationnels : d'une part il s'étend jusqu'au pied, et simultanément il remonte jusqu'à l'aine. Il fallut, pour le circonscrire, recourir à la cautérisation.

Ce long accident terminé, le mal du genou persistait et se développait dans le genou gauche. Frictions mercurielles qui provoquent rapidement une stomatite dont on a peine à se rendre maître, et dont la conséquence fut le déchaussement des dents et la chute de l'opulente chevelure de la jeune fille.

Plus tard on eut recours aux frictions stibiées, mais une partie du sel fut absorbée et provoqua de graves vomissements. Toutes ces tentatives ne firent qu'augmenter les désordres qui se manifestaient dans tous les organes, à l'utérus, à l'estomac, au larynx, et qui jetèrent la malade dans une faiblesse et un état nerveux inquiétants. Force fut donc de cesser toute médication, de ramener la malade à la campagne et de songer enfin aux bains de Bourbon-l'Archambault.

On y amena en effet mademoiselle C., couchée, pouvant à peine se tenir debout, ni manger. L'application des eaux exigea les plus grands ménagements. Néanmoins, après cinq à six jours, mademoiselle C... put descendre seule l'escalier, puis manger à la table d'hôte, puis faire quelques tours de promenade, et enfin, après quinze jours, danser. Cette tentative prématurée parut causer une récidive de faiblesse douloureuse des genoux ; mais ce n'était, comme d'ordinaire, que le prélude de la réapparition des règles revenues dans des conditions normales. Après un traitement thermal de vingt jours, un peu brusqué à cause de la saison avancée, mademoiselle C... retourna dans sa famille, pleine de gaieté et d'espoir, chantant, mangeant et digérant bien, conservant seulement un peu d'irritabilité générale.

A la fin des vacances, elle était dans un état si satisfaisant que sa famille céda à ses instances et la remit dans son pensionnat. Elle se livra avec une nouvelle ardeur à ses études soutenues : aussi le genou ne tarda-t-il pas à faiblir de nouveau. Mais les parents bien avertis, s'empressèrent de la rappeler dans leur sein où le genou se guérit spontanément. « Chose étonnante, dit le médecin, cette bizarre affection rhumatismale ne se guérit que par le séjour à la campagne. » Est-il permis de voir là autre chose qu'une arthrite hystérique des mieux caractérisées, et dont une seconde saison thermale devait faire complète justice?

L'année suivante, en effet, mademoiselle C... revint aux eaux. Il ne s'agissait plus d'arthrite, mais d'une aphonie qui s'était déjà montrée plusieurs fois passagèrement, et qui, cette fois, persistait d'une manière inquiétante. Et pourtant la jeune fille n'était plus à son pensionnat. Recherches faites, on constata que mademoiselle C... subissait les obsessions d'une amie de la famille qui l'engageait à embrasser la vie religieuse en lui en vantant les douceurs, et qui l'entraînait insensiblement dans cette voie si peu conforme à son âge et à sa position sociale. Dégagée désormais de ces préoccupations, mademoiselle C... a recouvré avec la voix une santé parfaite.

Observation III.

Mademoiselle L. B... est la compagne de mademoiselle C... : même âge, mêmes études; imagination moins vive, goûts plus simples : cheveux noirs, peau blanche, tempérament lymphatique; faiblesse, puis douleurs dans les genoux; désordre menstruel par accès; maux de tête; anorexie et constipation; disposition à la tristesse et à l'ennui. Bientôt la faiblesse et la douleur toujours croissantes, rendent la station verticale et la marche très difficiles. Traitement homœopathique prolongé sans aucun résultat.

En présence de l'inutilité de ses efforts, l'homœopathe change de système, et fait appliquer sur chaque genou un large vésicatoire long de 25 centimètres. Il se déclare immédiatement une cystite effroyable ; la fièvre s'allume et pendant un mois la jeune malade est dans un état alarmant. A ces graves accidents succèdent une maigreur, une prostration considérable, sans la moindre amélioration du côté des genoux. Loin de là ; à la cystite se joint, comme nouvelle complication, une vive névralgie dorso-intercostale. Comme dernière ressource il fallut invoquer les eaux de Bourbon-l'Archambault sans délai, parce que la saison tirait à sa fin. Mademoiselle B... ne put y être conduite que couchée dans une berline et entourée des plus minutieuses précautions.

Pour moi, la nature de la maladie était évidente : aussi, dès le lendemain, bain thermal de demi-heure ; douche de dix minutes ; eaux de Saint-Pardoux et de Jonas en boisson. Ce jour même, deux heures après la douche, la jeune malade, voulant sortir du lit sans l'aide ordinaire qu'elle recevait de sa mère, fut surprise de constater qu'elle se tenait debout sans douleur. Le lendemain, après le second bain, elle fit seule quelques tours dans sa chambre. Le troisième jour, elle put aller, sans trop de difficulté, à l'extrémité du corridor, rendre visite à son amie mademoiselle C... Enfin, progressivement, après dix jours de traitement, elle faisait un kilomètre à pied. Après une saison complète, elle quitta Bourbon parfaitement guérie. D'après une injonction formelle, mademoiselle B.. avait passé l'hiver dans sa famille, sans autre accident qu'un léger retour de faiblesse dans les genoux trois jours avant ses règles.

L'honorable M. Mêlier, en tournée d'inspection à Bourbon-l'Archambault, a été témoin de ces deux cures remarquables.

OBSERVATION IV.

Mademoiselle E. P. de D... (Cher), âgée de seize ans, grande, brune, cheveux noirs et crépus, peau grosse et bistrée, lèvre supérieure épaisse et tuméfiée pendant l'hiver, est pleine d'intelligence et d'ardeur pour le travail et la musique. Sa mère, restée veuve, et chargée d'un commerce de détail, l'a mise de bonne heure dans une excellente pension laïque de Moulins. Elle s'y est bien portée, sauf le gonflement de la lèvre et du nez revenant tous les hivers et une *acne indurata* qui apparut vers douze ans, époque à laquelle mademoiselle P... fut réglée.

Au début, la menstruation ne fut pas régulière; il y eut souvent un ou deux mois d'intervalle; après un an, elle était parfaite, mais à quatorze ans elle se dérangea de nouveau, ou, plutôt, elle devint difficile, précédée de coliques, de migraines, de constipation, de perte d'appétit et d'une faiblesse remarquable dans les genoux. Alors cette jeune fille, très grande et très développée pour son âge, se livrait avec ardeur à l'étude dans le but d'abréger son séjour à la pension et de retourner auprès de sa mère dont elle est l'unique enfant. Elle arguait de la faiblesse de ses genoux pour consacrer à son piano le temps des récréations et des promenades.

Cependant le genou droit devenait de plus en plus faible, douloureux par l'exercice ; le gonflement très prononcé, permanent, dur, inégal ; la flexion très douloureuse et incomplète. Ces symptômes, joints au tempérament apparent du sujet, firent diagnostiquer une tumeur blanche. On prescrivit l'huile de foie de morue, les frictions iodées et le repos absolu ; enfin les vésicatoires. Sous leur influence le gonflement devint considérable et toute flexion impossible.

Condamnée à garder le lit, mademoiselle E. P... passait son temps à lire et à étudier. Son caractère devint inégal ; elle pleurait, elle avait des étouffements, peu de sommeil et d'appétit. A l'approche des règles tous ces symptômes s'exaspéraient, bien que l'écoulement menstruel fût très abondant et durât huit jours, contre l'habitude. La crainte d'une ankylose détermina l'envoi de mademoiselle P... à Bourbon-l'Archambault.

Sur ma prescription formelle, tout travail, toute lecture furent supprimés, les journées passées en plein air, et le genou exercé autant que possible. Bains de piscine, douches locales et surtout générales ; trois verres d'eau thermale à boire le matin ; eau de Jonas dans la journée, eau de Saint-Pardoux aux repas ; un léger purgatif chaque semaine.

A la première époque il y eut encore quelques symptômes hystériques, étouffements, migraine, mais plus de coliques ni de vapeurs ni de tristesse. Le flux fut moins abondant et moins prolongé. Amélioration correspondante dans le genou, retour des mouvements dans l'articulation, facilité de se promener à pied. La seconde époque se fit normalement et sans accident. Quelques jours après, le genou était redevenu souple et endolori; mademoiselle P... se crut guérie.

Malheureusement la mère, délivrée de la perspective d'une tumeur blanche, trouvant sa fille trop jeune pour la livrer à elle-même pendant qu'elle-même vaquait à ses affaires, la remit dans son pensionnat; c'était réaliser le plus vif désir de mademoiselle P... qui ne voyait là que le moyen de se livrer à ses goûts les plus chers. Aussi le retour des mêmes circonstances ramena les mêmes accidents, et nécessita le même traitement thermal. Quoique la sensibilité générale fût bien moins exaltée, il fut impossible de persister dans l'emploi de la douche écossaise, tant l'impression du froid était insupportable à la malade.

Revenue définitivement chez sa mère, mademoiselle P... ne tarda pas à se marier et devint enceinte. On avait prédit à la mère que l'accouchement aurait les plus graves conséquences sur le genou de sa fille. L'assurance que j'avais donnée du contraire, se réalisa. Mademoiselle P... a plusieurs enfants, et ne s'est jamais ressentie de sa prétendue tumeur blanche ni des accidents généraux qui en avaient précédé le développement.

Observation V.

Mademoiselle Cyd..., appartient à une famille plus noble

que riche, et chargée d'enfants. Elle n'a pas quinze ans, mais en apparence elle en a dix-huit, tant elle est grande, forte et développée; elle est blonde, très colorée, et récemment réglée. Son éducation se fait dans une maison religieuse de province, très renommée. Depuis quelque temps il s'opère un changement notable dans le caractère de mademoiselle Cyd... : auparavant très enjouée, elle devient apathique, peu communicative et très assidue à l'étude. A la fin des vacances, on l'édifie sur la position de plus en plus précaire de sa famille qui ne lui laisse d'autre perspective que l'état religieux.

De retour à la pension, elle se livre avec plus d'assiduité encore aux études littéraires et aux pratiques de la vie dévote. Gourmandée au sujet du peu d'exercice qu'elle se donne, elle accuse une grande faiblesse des genoux. Les règles se dérangent, l'appétit disparaît, impossibilité de marcher, et même de se tenir debout sans s'affaisser.

Une fois engagé dans cette voie, le mal fait des progrès alarmants : insomnie, anorexie complète, constipation opiniâtre ; le plus léger mouvement des genoux est impossible, la moindre pression provoque une vive douleur, qui persiste longtemps après que la pression a cessé. Chose remarquable, il n'y a pas la moindre altération dans les apparences de cette luxuriante santé.

Après quelques essais de médication infructueuse, l'envoi aux eaux de Bourbon-l'Archambault est résolu.

Application des eaux sous les formes les plus énergiques, excepté toutefois la douche écossaise qui cause chaque fois de graves accidents spasmodiques, tant est prononcée l'horreur du froid. Ce traitement n'a d'autre effet immédiat que de ramener la menstruation à l'état normal; mais la faiblesse des genoux persiste, et semble se propager au rachis et aux membres supérieurs. De là, obscurité et incertitude du diagnostic : y aurait-il une affection médullaire? Un examen scrupuleux fait écarter ce soupçon et confirme l'idée de l'arthrite hystérique. Traitement repris avec insistance pendant quarante jours, après lesquels, de retour dans sa famille, mademoiselle Cyd... s'écrie : Je suis guérie! et elle reprend les jeux et les exercices de ses sœurs. La guérison s'est soutenue; et, de parti pris, mademoiselle Cyd... est entrée en religion sans que sa santé en ait été altérée ultérieurement.

Observation VI.

Sœur Joséphine, de l'ordre de Nevers, âgée de vingt-cinq ans, maigre, peau blanche et teint vif, traits délicats et distingués, à la fois timide, instruite et d'une remarquable intelligence, a été réglée de très bonne heure. Son imagination inquiète et tourmentée s'est tournée vers l'ascétisme; elle est entrée en religion à vingt ans.

Sa santé a été altérée par ces épreuves : le flux menstruel était tantôt diminué, tantôt surabondant pendant de longues périodes. Il en était de même des fonctions intestinales; tantôt de la diarrhée, le plus souvent une longue constipation : gastralgie aiguë, leucorrhée permanente, enfin faiblesse croissante dans les genoux, telle que la station sur les jambes est difficile et douloureuse et la station à genoux impossible.

Pour éviter à sœur Joséphine tout exercice pénible, on la charge de l'instruction d'une classe nombreuse, le repos et la chaleur de la salle devant convenir à son *rhumatisme articulaire*. Loin de là, le gonflement des genoux devient permanent; froid aux pieds invincible, constipation opiniâtre, anorexie douloureuse, insomnie, leucorrhée abondante, ménorrhagie, tristesse et découragement.

Après avoir essayé en vain des médications les plus variées et surtout des émissions sanguines locales que semblait indiquer le haut teint de la malade, on l'envoie aux eaux de Bourbon-l'Archambault. — Irrigations vaginales pendant le bain, douches ascendantes, douches écossaises, eau de Saint-Pardoux aux repas, eau de Jonas dans les intervalles. Toujours même dyspepsie; traitement supporté avec peine et sans résultat apparent pendant quinze jours. Alors survient une époque précédée de vives coliques, de défaillances, d'agitation, mais qui ne dure que six jours au lieu de huit. Mieux appréciable à la suite, et progrès suivis pendant trois semaines. Promenades courtes, répétées, suivies de lassitude, mais sans douleurs ni gonflement.

L'époque suivante est annoncée par un retour de la gastralgie et de la faiblesse douloureuse des genoux, mais elle ne dure que cinq jours et sans autres manifestations hystériques. Quinze jours après, lorsque sœur Joséphine quitte les eaux, l'état des genoux ne laisse rien à désirer, mais la leucorrhée persiste avec phénomènes correspondants de gastralgie. Je recommande expressément de donner à sœur Joséphine un office non sédentaire. Le mieux serait qu'elle reprît sa place dans le monde. Elle prétend que c'est impossible : cependant une guérison solide n'est-elle pas à ce prix?

Observation VII.

Sœur A... est âgée de vingt-trois ans, brune, grande, forte, ayant les apparences d'une santé robuste. Elle appartient à un nouvel ordre religieux qui a dû se constituer rapidement. Il s'est donc recruté et organisé de toutes pièces. La sœur A... a passé brusquement d'une vie active et laborieuse à une vie sédentaire remplie par des études soutenues, stimulées par le zèle d'un nouvel apostolat. — Insensiblement apparaissent tous les signes de l'arthrite : insomnies, maux de tête, digestions capricieuses, pâleur, constipation, dysménorrhée, faiblesse extrême dans les deux genoux. Vainement combat-on ces symptômes par les agents homœopathiques les plus infaillibles, la dysménorrhée et la gastralgie augmentent; le genou droit devient gonflé et douloureux à la moindre pression : de là, inquiétudes, découragement, scrupules extrêmes. Comme sœur A... doit être appelée prochainement à d'importantes fonctions, il faut qu'elle se débarrasse le plus tôt possible de son *rhumatisme articulaire;* aussi l'envoie-t-on aux eaux de Bourbon-l'Archambault.

L'attente de ses supérieures n'a pas été trompée. Les eaux en bains, en douches générales à température aussi basse que la malade puisse la supporter; l'eau de Saint-Pardoux en boisson, le repos d'esprit, l'insolation, ont rétabli la menstruation et ont triomphé du prétendu rhumatisme qui n'était que l'effet de la réclusion, d'un travail immodéré et d'une imagination trop scrupuleuse.

L'année suivante, malheureusement, le retour des mêmes causes, compliqué du surcroît de travail qu'exigent ses nouvelles fonctions, ramène les mêmes effets généraux auxquels se joignent une toux spasmodique et une notable altération dans le timbre de la voix. Malgré cette récidive, la guérison des genoux s'est soutenue; la faiblesse n'y est relativement pas plus prononcée que dans les autres articulations, expression de la débilité générale. Comment arriver à une guérison complète sans une réforme radicale dans le genre de vie de la sœur A... ?

Observation VIII.

Madame de V..., âgée de trente-deux ans, très grande, très forte, de tempérament bilieux, cheveux noirs, peau brune, teint bistré, a toutes les apparences de la santé la plus robuste. Elle n'a jamais eu d'enfants et est veuve depuis trois ans. A cette époque sa santé s'est insensiblement dérangée. D'abord elle a éprouvé des défaillances subites dans les genoux, telles qu'il en est résulté plusieurs chutes; puis des migraines, des alternatives d'anorexie et d'appétit exagéré; froid aux pieds dont rien ne peut triompher. Enfin la glande thyroïde a pris un développement anormal, en même temps que les genoux éprouvaient un gonflement très douloureux lorsque madame de V... faisait la moindre tentation pour sortir de son immobilité habituelle.

Effrayée de ces symptômes, elle invoqua les secours de l'art : on lui dit que sa constitution devenait évidemment scrofuleuse et qu'elle était menacée de tumeur blanche aux genoux. On prescrivit un traitement par l'iode *intùs et extrà*, une alimentation exclusivement animale, et des bains des mer. Or madame de V..., habitant les bords de l'Océan, a l'habitude de s'y baigner et d'y nager comme un poisson. Mais, depuis ces altérations survenues dans sa santé, elle ne peut supporter le contact de l'eau marine à cause du froid intolérable qu'elle y ressent, et de la roideur qu'elle communique à ses genoux. On posa alors l'alternative de cautères ou le recours aux eaux de Bourbon-l'Archambault : elle opta pour ce dernier parti.

En recherchant l'origine du mal, je constate que, malgré les apparences, madame de V... n'a jamais été bien réglée. Depuis son veuvage la dysménorrhée a encore augmenté. L'ennui, la tristesse, une indolence invincible, la migraine, la colique précèdent constamment le temps où le flux menstruel doit se montrer. Mais le plus souvent l'écoulement rouge fait défaut ; à peine est-il remplacé par un écoulement jaune et de peu de durée. Les choses se passent ainsi deux ou trois mois de suite avant qu'il en survienne un flux sanguin qui ne dure que peu d'heures. D'ailleurs les précédents, remontant jusqu'à la jeunesse, n'autorisent pas à voir là des symptômes d'une ménopause prématurée. Enfin des demi-confidences de la mère de madame de V... me révèlent chez sa fille le regret de n'avoir pas d'enfants et le vif désir de se remarier. Le mal des genoux n'était donc qu'une arthrite hystérique. En conséquence, j'installe le traitement suivant : bains à 28° R. ; douches sous-marines sur les genoux et sur le cou ; irrigations vaginales discontinues ; trois verres d'eau thermale le matin ; trois verres d'eau de Jonas dans la journée ; eau de Saint-Pardoux aux repas. Vers la fin du traitement j'essayai vainement les douches écossaises ; elles ne purent être supportées, tant était pénible l'impression du froid.

Sous l'influence de cette médication, la teinte jaune de la peau s'éclaircit ; la sensibilité des genoux diminue rapidement, au point qu'après dix jours madame de V... tente impunément l'ascension des rues escarpées de la ville. La seconde époque menstruelle fut normale sous tous les rapports ; la glande thyroïdienne elle-même s'affaisse et n'est plus appréciable qu'au toucher. En quittant Bourbon, après quarante jours, madame de V... avait subi dans toute sa personne une transformation complète qui ne s'est pas démentie.

Observation IX.

Une dame, âgée de quarante-huit ans, d'un énorme embonpoint, est envoyée à Bourbon-l'Archambault pour un rhumatisme articulaire des genoux. Fort jeune et fort belle, elle a été mariée contre son gré à un homme indigne d'une pareille alliance. Aussi la conduite odieuse de son mari a-t-elle été pour elle une source de profonds chagrins. Devenue veuve, elle s'est remariée selon son goût, mais elle n'a jamais eu d'enfants. A quarante-six ans elle perdit presque à la fois son mari et son frère sur lequel s'était concentrée son affection. C'est à la suite de ces coups imprévus et répétés qu'elle s'aperçut que ses genoux lui faisaient défaut. Elle faillit plusieurs fois tomber dans son appartement, et elle éprouvait la plus grande peine à descendre les escaliers. Malgré tous les moyens imaginables, elle avait constamment froid aux pieds et aux genoux. Chaque nouvelle tentative pour marcher provoquait de la douleur et du gonflement. Ainsi fut-elle forcée de se condamner elle-même à l'immobilité. On appella d'ailleurs en aide les sangsues, les frictions, la compression, les vésicatoires, les bains et les douches de vapeur : un traitement hydrothérapique suivi avec méthode et persévérance dans un établissement spécial n'eut pas plus de succès. Alors on l'envoya aux eaux de Bourbon-l'Archambault pour combattre ce rhumatisme goutteux si rebelle.

Soupçonnant dès l'abord une arthrite hystérique, je recueille moi-même les renseignements suivants : leucorrhée continue, augmentant cinq ou six jours avant les règles ; à ce moment aussi, la faiblesse et la douleur des genoux sont plus marquées. La menstruation elle-même est irrégulière, retardant sensiblement, moins abondante, constituée par un liquide épais, noir, suivi d'un flux jaunâtre et rouillé. Quelques jours auparavant, il se produisait une ou deux syncopes dont je fus témoin, des coliques utérines et de violents maux de reins. Mélancolie, tristes retours vers le passé, larmes, vapeurs, regrets et désirs irritants.

J'annonce à la malade qu'elle se préoccupe vainement de la nature goutteuse de son rhumatisme; que le mal de ses genoux dépend de la crise qui s'opère en ce moment, et qu'elle ne cessera qu'avec la ménopause.

J'ai revu souvent cette dame, je me suis assuré que mon pronostic s'était confirmé de tout point.

C'est un des cas rares où le traitement thermal a été infructueux; mais cet insuccès est suffisamment expliqué par la nature même de la cause du mal, sur laquelle les eaux ne pouvaient avoir qu'une action très indirecte, et dont le temps seul pouvait amener le dénoûment.

Observation X.

Madame D... de la C... est âgée de trente-deux ans, cheveux noirs, teint mat, grande, forte en apparence, aimant beaucoup le monde où sa beauté, ses talents et sa fortune lui font une place privilégiée. Depuis deux ans elle a été forcée de renoncer à la danse; aujourd'hui à peine peut-elle marcher. Elle éprouve dans les deux genoux, mais surtout dans le droit, une faiblesse telle qu'il lui est arrivé plusieurs fois de tomber. Ils sont le siége d'un gonflement peu douloureux, sans rougeur, cédant facilement sous le doigt, qui a été combattu par des frictions iodées et quelques vésicatoires volants. Le repos de la campagne, l'équitation pour suppléer à la promenade à pied devenue impossible, les eaux de Bourbon-l'Archambault comme *ultima ratio* contre le *rhumatisme articulaire* que le tempérament lymphatique de la malade faisait craindre de voir dégénérer en tumeur blanche, tels furent les derniers moyens auxquels on recourut.

Bien qu'alors je ne fusse pas fixé, comme je l'ai été depuis, sur la nature particulière de ces prétendus rhumatismes indolores, limités aux genoux seuls, je ne pus m'empêcher d'être frappé de l'état général de madame D...

J'étais entré chez elle lorsqu'elle se faisait peigner, et j'avais remarqué un pityriasis du cuir chevelu. L'interrogeant sur la date de cette affection, elle me dit : Vous ravivez un de mes plus vifs chagrins : j'avais la plus belle chevelure du monde ; vous voyez à quoi elle est réduite depuis que cette farine a envahi ma tête !

Poussant mes investigations plus loin, je constatai une aménorrhée presque complète, une leucorrhée continue, à peine rougie, ou plutôt jaunie à l'époque des règles ; de l'anorexie, de la migraine, un sentiment de défaillance tel, que madame D... ne voyait d'autres moyens efficaces de la combattre que l'usage des stimulants spiritueux ; enfin une somnolence qui la nuit se transformait en un sommeil profond et interminable. « Voilà, me dit-elle, le triste résultat des fatigues de la vie du monde ! mais ne faut-il pas que je m'étourdisse ? Depuis treize ans que je suis mariée, je n'ai pas d'enfants, et mon mari en perd la tête. » Je l'éclairai sur les tristes conséquences de la voie où elle s'égarait ; je ramenai un peu de calme dans ce ménage désolé, je relevai le moral des deux époux, et je promis que leurs vœux se réaliseraient si mes indications étaient suivies scrupuleusement.

Alors, sans trop me préoccuper de l'état des genoux, je prescrivis des irrigations vaginales discontinues, presque froides, dans un bain à 28° R., car madame D... était douloureusement impressionnée par le contact du froid depuis qu'elle avait fait essai des bains de mer. Douches sous-marines sur les genoux, douches générales de cinq minutes, douches ascendantes, eau de Saint-Pardoux, un peu de musique, promenades en voitures; plus tard douches écossaises.

Insensiblement l'appétit s'éveilla, le teint s'anima, les forces revinrent; avec elles l'égalité d'humeur, la confiance, les petites promenades à pied. Dix mois après son départ de Bourbon-l'Archambault, madame D... accouchait d'une fille.

Bien qu'il ne fût plus question de genoux l'année suivante, comme il y avait encore un peu de leucorrhée, madame D... revient à Bourbon, souhaitant tout bas mais vivement un héritier de son nom et de sa grande fortune. Un an après, ses vœux étaient exaucés; et, depuis lors, madame D... jouit de la santé la plus florissante

Observation XI.

Madame D..., d'une ville voisine de l'Océan, est âgée de quarante et un ans. Elle est grande, fortement charpentée, teint coloré, cheveux noirs, déjà grisonnants, d'une constitution non scrofuleuse mais lymphatique, douée d'esprit et d'une vive imagination ; d'une piété un peu exaltée. Elle a été réglée de très bonne heure et très abondamment, et mariée à dix-neuf ans à un homme valétudinaire, d'humeur bizarre, fuyant le monde que sa femme recherchait avec d'autant plus d'entraînement qu'elle n'a jamais eu d'enfants. De là des tiraillements intérieurs, de longues séparations, M. D... restant à la campagne pendant que madame passe une partie de ses hivers dans une grande ville.

Vers trente ans, madame D... s'aperçut que sa santé faiblissait. Elle avait des migraines, un grand besoin de sommeil, un sentiment de défaillance épigastrique qui provoquait un appétit insatiable ; une leucorrhée toujours croissante, qui ne tarda pas à devenir continue ; la durée des règles augmentait dans la même proportion, pendant huit jours elle éprouvait une vraie ménorrhagie. C'est alors que survint dans les deux genoux une faiblesse telle qu'il en résulta plusieurs chutes. Il s'y faisait des entorses, et, après chaque accident, se manifestaient du gonflement et de la sensibilité au toucher. Quelques applications de sangsues ne firent qu'aggraver le mal. Vésicatoires, iode *intùs et extrà*, compression, repos de plus en plus prolongé; bains de mer qui furent difficilement supportés, la malade ayant une aversion insurmontable pour le froid. Elle leur attribue la roideur et le gonflement permanent qui suivirent cette médication. Elle se confia alors aux soins du professeur Breschet, qui diagnostiqua deux tumeurs blanches et les combattit par de nombreux cautères, soit réitérés, soit permanents, jusqu'à quatre à la fois à chaque genou alternativement, car chaque genou parut à son tour plus malade que l'autre. Cette irritation constante développa considérablement le volume des genoux et les déforma. Néanmoins, les mouvements ginglymoïdes s'exécutaient sans trop de douleur, bien que très imparfaitement; et, tandis que les condyles étaient plus volumineux, les ligaments semi-lunaires paraissaient sains. En somme, il y avait plus de faiblesse que de douleur.

Pendant ce traitement qui dura huit ans, madame D... ne quitta pas sa chambre et le plus souvent son lit. Elle maigrit, pleura, se jeta dans les pratiques d'une haute dévotion. Son sang s'appauvrit au point que le liquide menstruel, toujours très abondant, n'était plus que rosé. Palpitations, étouffements, migraine, mais appétit toujours soutenu; alimentation composée exclusivement de viandes noires à peine rôties, et de vin.

Enfin on résolut de recourir aux eaux de Bourbon-l'Archambault. Préalablement on supprima les cautères, ce qui diminua la sensibilité et le gonflement. Madame D... se prépara par quelques promenades en voiture à la fatigue du long voyage de Bourbon-l'Archambault : il n'y avait alors de chemin de fer que jusqu'à Orléans. Le voyage fut supporté mieux qu'on ne l'avait espéré.

Après mûr examen, je diagnostiquai une arthrite hystérique avec pronostic favorable, à la condition de prendre au moins trente-six bains et de réitérer le traitement l'année suivante. Bains à 28° R.; irrigations vaginales froides pendant le bain, douches sous-marines sur les genoux, douches générales de cinq minutes, eaux de Saint-Pardoux aux repas, eau de Jonas dans l'intervalle.

Il se produisit immédiatement un mieux sensible, surtout dans les genoux. Chaque jour la promenade de madame D... s'allongeait de plusieurs mètres : à la fin de la saison, elle faisait un demi-kilomètre, et autant pour revenir. Les légumes, les fruits crus, les pâtisseries variaient l'usage auparavant exclusif de la viande sans la moindre difficulté de digestion. Les règles étaient toujours excessives, mais le sang coloré; la leucorrhée ne survenait plus que quelques jours avant et après les règles. La flexion de la jambe sur la cuisse ne se faisait pas complétement et les genoux paraissaient difformes sous les épaisses cicatrices des cautères.

L'année suivante, le traitement fut repris avec d'autant plus d'empressement que le temps n'avait fait que confirmer l'heureux effet immédiat des eaux. Le résultat de cette seconde saison fut complet, car au bout d'une année, après vingt-trois ans de mariage, Madame D... accouchait d'une fille. De là date une ère nouvelle pour le genre de vie et pour la santé de madame D...

Dans ces observations choisies dans des âges différents, dans des conditions différentes de puberté, de célibat, de veuvage et de mariage, on voit que l'arthrite hystérique se produit sous l'influence de l'action soit physiologique, soit morbide de l'utérus, et qu'il suffit de modifier l'une pour qu'immédiatement une modification correspondante s'opère dans l'autre. Ainsi on peut constater que la dysménorrhée de la puberté ou la ménorrhagie chlorotique provoque l'arthrite aussi bien que le catarrhe utérin et que la ménopause; et que dans tous les cas un rôle important et nécessaire doit être attribué aux dispositions intellectuelles et morales du sujet. C'est pourquoi j'ai cru devoir les signaler avec détails et insistance.

De là découle pour l'hygiène et la thérapeutique l'indication dominante de combattre les conditions hystériques sous l'influence desquelles s'est développée l'arthrite. C'est ce qui explique à la fois l'insuffisance des moyens locaux, et le succès de la médication thermale qui seule a le pouvoir d'agir sur l'ensemble de la constitution hystérique et sur une de ses expressions les plus saillantes, l'arthrite des genoux.

FIN.

www.ingramcontent.com/pod-product-compliance
Ingram Content Group UK Ltd.
Pitfield, Milton Keynes, MK11 3LW, UK
UKHW021123230726
13926UKWH00002B/618